# DES LIEUX DE SOIN

Dorothée Laure & Jean-Pascal Farges

DES LIEUX DE SOIN

© 2010 Dorothée Laure, Jean-Pascal Farges
Edition : Books on Demand GmbH, 12/14 rond-point des Champs
Elysées, 75008 Paris, France
Imprimé par : Books on Demand GmbH, Norderstedt, Allemagne
ISBN 978-2-8106-1204-8
Dépôt légal : décembre 2010

A celles et ceux qui ont succombé

A celles et ceux qui ont résisté

A celles et ceux qui les ont soigné

## Avertissement

*« La maladie est une nouvelle vie pour le malade »*
G. Canguilhem (1904 – 1995)

Cet essai a l'ambition de contribuer à la réflexion des pharmaciens et médecins généralistes dans leur relation avec leurs patients atteints de cancer. Il ne s'agit pas ici de délivrer une méthodologie duplicable, un processus relationnel immuable garantissant ou une performance ou un succès mais bien d'interroger la singularité d'une relation entre un soignant et un patient dans un temps et un espace finis.

Au-delà de la chimie qui s'adresse à la maladie il nous faut visiter l'alchimie qui s'adresse au malade, transcender l'acte scientifique pour élaborer un acte relationnel, utiliser la transaction marchande pour déployer une relation non-marchande et percevoir une intimité parfois souffrante qui invite la nôtre au partage d'un moment où se mêlent sentiments et émotions.

Le soin n'exige pas l'éradication de l'humanité du soignant au profit d'un recul distancié créant une froideur réputée professionnelle. Le soin est un acte relationnel engageant, engagé et vivant ; à ce titre, il met en œuvre du mystère, de l'incertitude, de l'imprévisible condamnant ainsi toute tentative de maîtrise convoquant notre fragilité au comptoir de la relation.

Mêler science et relation est un exercice qui mérite à la fois la réflexion et l'expérience, à la fois la sûreté technique et l'intelligence du moment, à la fois la rigueur du savoir et le méandre du sentiment.

Il s'agit de marier raison et sensation pour soigner une maladie et accueillir une humanité confrontée à une question sur sa finitude.

Ces quelques lignes se proposent d'ouvrir des champs de réflexion décalés, d'apporter un peu de biais aux évidences aveuglantes, de questionner le « je suis » confronté(e) au « il ou elle est »… de quitter la blouse pour voir autrement.

S'il semble important de connaître l'histoire du cancer partagée entre réputation et connaissances scientifiques qui influe toujours le malade et son entourage qui fera l'objet du premier chapitre, nous évoquerons des sujets qui ont l'ambition de questionner la relation soignant/patient :

. l'officine ou le cabinet comme lieu de rencontre,

. la simplicité de la parole contrariée par la complexité de la maladie,

. les effets secondaires et les effets souhaitables du traitement,

. l'humilité comme outil d'apprentissage

. la conformité sociale, une pression supplémentaire ?

. l'éthique service de la relation,

. le soin comme acte culturel.

## Brève histoire du cancer

*« Chaque homme est une humanité, une histoire universelle. »* Jules Michelet (1798 – 1874)

Nous ne pouvons comprendre un patient atteint d'un cancer sans considérer l'histoire de cette maladie. Les réputations acquises au long des siècles sont encore très prégnantes et peuvent nous aider à mieux comprendre la spécificité du cancer quant à son appréhension par le patient et son entourage.

Deux mots sont apparus pour décrire le cancer : Karkinos chez Hippocrate (le crabe) et Onkos mot grec désignant la tumeur. La science s'est approprié

Onkos, le mot cancer a désigné la maladie puis « cancérés » et cancéreux : le malade.

Si le cancer est décrit dans bon nombre de civilisations (Etrusques, Mayas, Indous) les descriptions les plus précises sont retrouvées sur des papyrus égyptiens dont celui découvert et déchiffré par l'égyptologue anglais Edwin Smith (1822-1906). Ce papyrus daté de plus 1500 ans avant JC de quatre cent cinquante centimètres de long est principalement consacré à l'anatomie et à la chirurgie. Les principales tumeurs y sont évoquées et leur ablation est conseillée. On y trouve une note sur le traitement du cancer du sein.

Le papyrus de Kahoun de la même époque est un précis de gynécologie et mentionne une maladie « qui dévore les tissus ».

*Le cancer acquiert une réputation*

On connaît mal les influences de l'Egypte sur la Grèce mais Hippocrate (460-356) reprendra l'idée d'une maladie « qui dévore » en la nommant « karkinos ».

Dans la mythologie grecque, le crabe fut envoyé par Héra pour gêner Hercule (il lui pinça le talon) dans son combat contre l'Hydre de Lerne. Pour récompenser l'animal de son effort, la déesse le plaça dans les cieux : constellation du crabe, signe zodiacal du cancer. **Après Hippocrate, le cancer est une maladie qui dévore les tissus, sournoise, intérieure.**

Au Moyen-âge, en France, Henri de Mondeville, chirurgien de Philippe Le bel et Louis le Hutin, écrivait en 1320 dans son livre « Chirurgie » : « aucun cancer ne guérit, à moins d'être radicalement extirpé tout entier. En effet, si peu qu'il en reste, la malignité augmente dans la racine. » **Après Mondeville, le cancer est une maladie mortelle.**

La levée de l'interdiction de l'autopsie à la Renaissance permet l'acquisition de nombreuses connaissances anatomiques. En 1585, Ambroise PARÉ, dans son traité des "tumeurs contre nature" décrit la tumeur du sein d'une dame d'honneur de la Reine Catherine de Médicis. Elle n'est pas naturelle au sens où la nature, création de Dieu, est parfaite. Le cancer est contre nature, il ne respecte pas la loi de la préservation de l'espèce : l'élimination des plus faibles. Il frappe forts et faibles créant ainsi une injustice diabolique. **Après Amboise Paré, le cancer est une maladie contre nature.**

En 1693, Guillaume Houppeville écrit un traité sur "la guérison du cancer du sein". Il distingue tuberculose et carcinome et rattache ce dernier à une vie triste et malheureuse, comme en avait connue la reine Anne d'Autriche morte un quart de siècle plus tôt. Il souligne que les malades préfèrent refuser leur mal (déni), en taire le nom et le cacher jusqu'à un stade où on ne peut plus guère le traiter.

Dans la « *théorie infectieuse* » qu'il défend, Houppevile affirme la contagiosité du cancer. **Après Houppeville, le cancer est une maladie contagieuse.**

Ce sont des œuvres charitables religieuses, parfois aussi laïques, qui prirent l'initiative de prendre en charge les cancéreux abandonnés et rejetés des lieux de soins. Elles se contentaient de les héberger, de les nourrir et de les panser. En France, c'est le chanoine Jean Godinot, vicaire général de l'Abbaye Saint Nicaise de Reims, qui eut l'idée d'ouvrir en 1740 un établissement spécialisé pour les "cancérés". Ce fut l'ancêtre des centres anticancéreux modernes.

**Apparaît plus nettement le malade**, le « cancéré » décrit par Houppevile dans la première phase du processus d'acceptation de la maladie qui note pour le malade l'impossibilité d'en parler.

**Avec Bichat et Laënnec au XIXème siècle apparaît la cancérologie :** fin de l'histoire ?

Entre 2000 ans avant Jésus-Christ et aujourd'hui, le cancer a deux histoires, celle de sa réputation (maladie sournoise, mortelle, contre nature, contagieuse) qui a duré 3800 ans et celle de l'oncologie qui a duré 200 ans.

Les deux siècles de science n'ont pas évacué les 3800 ans de réputation.

La réputation contagieuse du cancer par exemple est toujours tenace : ci-dessous, des questions trouvées sur des forums de discussion.

« *Une personne de notre famille est atteinte d'un cancer nommé précisément lymphome. Y a t-il des précautions particulières à prendre vis à vis de son entourage ? Est ce que le fait de boire dans le même verre que cette personne présente un risque quelconque même minime? Merci »*

http://forum.doctissimo.fr/sante/cancers/lymphome-contagieux-sujet_154083_1.htm

*« Ca y est, on a fait le lien entre certains cancers et certains virus impliqués dans ses cancers. Mais la médecine a toujours du mal à reconnaître la contagiosité de cette P. de maladie. »*

http://forum.aufeminin.com/forum/sante8/__f1361_sante8-Cancer-ne-serait-il-pas-une-maladie-d-prigine-virale.html

*La réputation toujours vivace*

Le mot « cancer » est difficilement prononçable :

*« Décédé à la suite d'une longue et pénible maladie qu'il a supporté avec courage... »*

Le cancer est un ennemi sournois (invisible), capable de toucher n'importe qui, n'importe quand. Le cancer est décrit comme une maladie maligne (du latin *malignitas* : méchanceté, mauvaise disposition, malveillance ou *malignus* : méchant, perfide).

Le cancer peut aussi être foudroyant, affectant des personnes « en pleine forme ». La cause est souvent fort éloignée de la conséquence et il semble donc frapper sans raison apparente. Le diagnostic fut longtemps très pessimiste : une condamnation à une mort certaine dans des souffrances atroces. On a longtemps décrit le cancer comme une maladie maudite. Malgré les progrès dans la connaissance et dans le traitement, le cancer continue à effrayer.

« L'histoire effroyable effraie toujours. »

*Au-delà de la réputation du cancer, les peurs héritées*

Les peurs de l'humanité sont primales, héritées des épidémies qui ont décimé les Hommes.

La peste noire par exemple (1347 – 1351) : peur de la contagion, du contact et de la promiscuité, la suspicion à l'égard des étrangers, la vitesse fulgurante de contamination et les mesures de mise en quarantaine face à la propagation d'un virus venu d'ailleurs... L'ensevelissement et la crémation des corps en masse, des scientifiques et des gouvernements soupçonnés d'impuissance. Ces images effrayantes sont toujours présentes. La maladie exacerba la croyance en l'épouvante du châtiment, la peur de l'autre, des juifs et de l'Orient, allant jusqu'à justifier l'extermination des populations du «Nouveau Monde» ou plus tard, une régulation démographique «naturelle» selon Malthus. Un prêtre catholique de Nouvelle Espagne y voyait un message de Dieu :

« *Vous voulez exterminer cette race ? Je vais vous aider à aller plus vite grâce à la variole* ». Les deux historiens britanniques, William Naphy et Andrew Spicer, analysent comment quatre siècles de mort ont traumatisé l'Occident, comment la « peste noire » continue de hanter les mémoires et l'imagination populaire. A travers les phénomènes récents d'épidémies, Sida, ESB, pneumopathie atypique (SRAS), grippe aviaire, chikungunya et H1N1, les grandes peurs ne demandent qu'à ressurgir.

## *Le patient, mémoire de l'histoire*

Chaque patient est travaillé par cette histoire millénaire, traversé par la réputation historique de sa maladie, avec en mémoire ce mal sournois, cette tumeur maligne qui dévore la vie de l'intérieur, dont l'issue malgré tout ce qu'on dit est probablement fatale. Et puis, quelle injustice quand elle frappe –

contre nature – les enfants et les jeunes ; ceux qui avaient « la vie devant eux » !

Cet effroi est là au point que le discours médical n'est plus audible, au point que la « mise en scène » du soin reproduit celle de l'histoire : lieux pour les cancéreux, traitements douloureux, craintes irraisonnées de l'entourage… l'histoire se reproduit et questionne le soin.

Comment ne pas reproduire les mêmes contextes pour ne pas provoquer les mêmes peurs ?

*La dernière histoire*

Il y a une histoire oubliée, celle qui est dite par le malade devant la situation nouvelle qu'il doit affronter, où le temps se fige, où l'horizontalité remplace la verticalité, où le corps s'abandonne à des rituels nouveaux, où la compréhension ne peut s'appuyer sur du connu ; la vie est en fuite.

Les expériences de l'humanité se concentrent là, dans ce malade, loin de toute raison scientifique, loin de toute approche raisonnable et raisonnante, loin de l'humanité bien-portante, dans des lieux de « cancérés ».

Tout est interne, la maladie, les rayons, les chimies… tout est invisible, et la parole médicale tente de compenser cette absence de chair, cette incarnation défaillante.

L'histoire de chaque malade est dite par les silences, par les questions, par les regards par les douleurs… où est-elle consignée, où est la mémoire de ces expériences existentielles, celles qui enseignent ? Nos perdons beaucoup d'opportunités civilisatrices à laisser les murs de nos hôpitaux recueillir la parole du cancéreux. C'est une opportunité pour les soignants de permettre à cette parole de sortir des temples du soin pour se mêler à la vie, dans un lieu de vie : la pharmacie, le cabinet médical, la chambre.

## La rencontre

*« Qui mieux que vous sait vos besoins ? Apprendre à se connaître est le premier des soins... »*
Jean de La Fontaine (1621 – 1695)

Si la motivation d'un patient entrant dans une pharmacie ou dans un cabinet médical paraît évidente, les enjeux le sont moins et ce sont eux qu'il conviendra de découvrir dans un souci d'efficacité du soin d'un part et d'autre part dans un souci éthique de créer une relation aidante. Il s'agit de favoriser l'observance, de mettre en œuvre une surveillance et de créer un espoir raisonné en évitant autant que possible les arrêts du traitement ou l'inobservance (pour des causes émotionnelles), accueillir les plaintes et questionnements quant aux effets secondaires, tenter de contenir la désespérance.

## La rencontre de deux histoires

Nous ne sommes pas la somme d'une histoire linéaire et connue, mais bien un arrangement de chaos successifs, changeants, imprévisibles et souvent indescriptibles. Il serait vain, voire arrogant de penser connaître celle ou celui que nous rencontrons parce que nous connaissons son dossier ou parce que notre expérience nous a appris à identifier des typologies comportementales identifiables à tout coup.

Quand le patient se présente, l'aventure relationnelle commence et le scénario n'est pas écrit : le patient est traversé de façon simultanée par des croyances, des sentiments, des émotions et des impressions qui se bousculent, qui se contredisent : un désir de vie et un désir de mort, l'espoir d'aide et le sentiment d'une infinie solitude inatteignable par autrui, l'impression d'une malchance et d'un châtiment mérité, la croyance dans le traitement et l'impression de son inefficacité, le besoin de paraître fort et celui de se montrer fragile…

Le corps est l'expression de ce tumulte

La parole est l'outil privilégié pour accéder à l'autre même si les mots peuvent être parfois porteurs d'ambigüités, ils n'en restent pas moins une matière commune aux deux protagonistes de la relation.

*La présence à l'autre*

Cette parole, pour être reçue, questionnée, clarifiée, devra faire l'objet d'une attention sans faille, et, pour ce faire, être entendue dans un lieu à l'abri des nuisances provoquées par l'activité de la pharmacie. Il convient d'obtenir deux silences : celui de l'environnement et celui de son propre mental. S'attacher aux mots, tenter de clarifier par le questionnement ceux qui paraissent trop incantatoires ou qui sont de l'ordre du jugement de valeur. Certains mots peuvent choquer, d'autres toucher, d'autres encore sembler faux… qu'importe, se rappeler ce que l'autre vit n'est pas ce que nous vivons. La douleur, l'interrogation superficielle ou existentielle, la certitude ou le doute… sont une expression réduite d'une souffrance parfois grande ; prendre garde à ne pas ajouter à cette difficulté une confusion qui viendrait de celle ou celui qui écoute. Exercer notre vigilance à ne pas supposer, présumer, juger mais bien écouter, questionner, comprendre.

Les mots entendus sont ceux dont le patient dispose, à ce moment présent, pour exprimer des sentiments, des émotions  et des pensées complexes ; l'aide consiste à permettre au patient de mettre devant lui ce qui est en lui. C'est de cette « matière », devenue commune, qu'émergeront les possibilités pour le pharmacien de répondre avec justesse, de questionner avec à propos, de faire silence avec pertinence. C'est le talent de l'improvisation et celui-ci exige une parfaite disponibilité de l'esprit et un confort suffisant pour le corps évitant ainsi la distraction par l'inconfort.

Rien ne sert de chercher à acquérir un talent oratoire, des techniques de réparties, une science du dialogue ; tout est dans l'instant, seul espace disponible et tout est utilisable dans cet espace. Nous sommes naturellement pourvus de talents d'improvisation dès lors que nous ne sommes pas soumis à l'inconfort et particulièrement celui de l'esprit : embarras, gêne, peur… Eviter nos sentiments et émotions est une gageure, en avoir conscience avec sympathie aide à les rendre inoffensifs mais contributifs à l'humanité de la relation.

Il s'agit de laisser aller, de laisser la situation prendre un chemin quelque fois inattendu, s'appuyant sur notre savoir de soignants : recommandation, conseil, explication.

## Complexité et dépouillement

*« D'une grande complexité, une grande simplicité émerge. »* Winston Churchill (1874 – 1965)

L'oncologie investit les profondeurs des chairs, les profondeurs du vivant et nous invite à toucher de près deux natures de ce vivant :

. une nature humaine subjective : la maladie comme une expérience existentielle,

. une nature mécanique objective : décrite dans ses fonctionnements et dysfonctionnements, comprise dans ses interrelations, observée scientifiquement.

Voilà bien la complexité de la maladie, ces deux natures du vivant qui s'auto alimentent, inter réagissent, qui interrogent la science et le soin, qui exigent bien plus du soignant qu'une technicité élevée.

Portons un regard sur ces deux natures du vivant.

La recherche, à travers son approche dite de « thérapies ciblées », s'intéresse à la singularité de la maladie.

En ce sens, la recherche permet de décrire la nature vivante objective comme une singularité. Si donc les thérapies ciblées s'intéressent à la singularité de la maladie, elles vont dans le sens de la nature subjective du vivant : le malade.

Le malade est une personne et à ce titre elle est singulière, imprévisible ; elle ressent des émotions, des douleurs, des souffrances, des peurs, des angoisses, des espoirs, des regrets : **le malade est singulier.**

Les thérapies ciblées nous montrent une certaine singularité : la maladie, qui affecte une autre singularité : le malade.

Le soin devient un acte singulier fait d'objectivité : l'aspect technique du soin, et de subjectivité : l'aspect relationnel du soin.

La chance du succès d'une thérapie semble, plus que jamais, tenir dans la mise en œuvre d'un processus, ciblé et relationnel, parfaitement singulier.

La complexité d'une maladie comme le cancer si elle est faite de cette singularité contient également des paradoxes qui affectent les deux natures du vivant.

Au-dedans est un monde en soi avec ses régulations et ses dysrégulations, avec ses inhibitions et ses activateurs, avec ses mutations et ses synergies. Ce monde en soi est un monde en dehors de soi, qui échappe. Il s'agit peut-être de comprendre un ensemble de paradoxes qui nous invite à plusieurs réflexions.

Voilà bien une curiosité : un organisme – la cellule - qui refuse obstinément de mourir.

Nous connaissions un organisme qui présente la même caractéristique : l'Homme ; s'y ajoute donc la cellule cancéreuse.

Le refus de mourir pour l'une est mortifère pour l'autre : un paradoxe qui nous rappelle la question philosophique première : Quel est le bien le plus précieux ? Si à cette question la réponse est la vie de l'Homme alors toutes les recherches et tout ce temps passé à comprendre et à soigner est une attitude philosophique : Encourager la mort pour maintenir la vie. Encourager l'apoptose cellulaire pour éloigner l'apoptose humaine, aider une fin pour éviter une autre.

Un autre paradoxe apparaît : la superposition des histoires.

Une histoire d'un être qui surgit lors de l'expérience existentielle de la maladie. Cette expérience dépouille l'Homme, le simplifie sans le réduire. La vie s'exacerbe jusqu'à l'essentiel : « si je pouvais vivre une nouvelle fois ma vie » disait Borgès et paradoxalement une histoire complexe d'une cellule qui tend à ne pas mourir et à le faire savoir (surexpression) et qui utilise le chaos comme stratégie de survie.

Deux histoires qui se rencontrent, qui se contrarient et qui finissent par produire cet ultime dépouillement : une histoire singulière et subjective de l'essentiel d'un être.

Comment s'étonner alors que les métiers du soin soient confrontés à ce paradoxe ? Quand les soignants s'adressent à la maladie, ils utilisent les mots qui rendent compte de la complexité ; quand les soignants s'adressent au malade, ils utilisent – c'est souhaitable – les mots de la simplicité. C'est cet incessant aller et retour entre le complexe et le simple qui fait la difficulté du dialogue du soignant et du patient et qui pose question :

Comment faire pour que le langage du complexe ne domine pas le langage du simple ?

Comment faire pour que le discours de l'expertise n'envahisse pas le discours du dépouillement ?

Comment faire vivre ces paradoxes sans vouloir les résoudre ?

L'expérience du malade (thérapies ciblées ou non) reste une confrontation à la fragilité, une invasion intime et mystérieuse de la maladie – voire imperceptible – suivie par une invasion aussi intime et mystérieuse du traitement. Les thérapeutiques ablatives sont plus simples parce qu'elles se voient. Dans les thérapeutiques de régulation, tout se passe à l'intérieur, tout est intrusif : le monde en dedans ; l'œil de Caïn. Le paradoxe est criant : lever le mystère complexe du « jeu » de l'intérieur pour qu'il apparaisse au patient dans sa plus grande simplicité, pour vaincre l'obscurantisme : « je veux savoir contre quoi je me bats ? »

Il convient donc d'extérioriser cet intérieur inconnu par le geste, par le mot : dépouiller le soin de la complexité des causes.

Les traitements du cancer et les innovations interrogent le soin. Elles incitent les soignants à reconsidérer le soin comme un processus relationnel particulier dédié à une personne particulière qui développe une maladie particulière. Entre dépouillement existentiel du malade et complexité mortifère de la maladie ; soigner le cancer est un équilibre fait de conscience et de science.

## Effets secondaires : désirables ou indésirables

*« Les paroles qui ne sont suivies d'aucun effet sont comptées pour rien. »* Démosthène (383 – 322)

Questions souvent posées, inquiétudes dépassant parfois celles de la maladie proprement dite, regardons d'un peu plus près la problématique posée par les effets secondaires et cheminons par quelques questions pour quelques pistes.

*Première piste de réflexion :*

Qui désigne ou a désigné les effets liés à un médicament comme secondaires ou indésirables ? Les médecins, les fabricants de médicaments, le législateur à travers une obligation de mention ou d'information, le malade… ? En d'autres termes, qui a scindé les effets d'un traitement en : effets premiers, effets secondaires ou indésirables ?

Si c'est une appellation médicale elle ne tient alors pas compte du fait que, de façon ultime, c'est le malade qui est le seul juge puisqu'il pâtit de sa maladie.

Il convient peut-être de reconsidérer la vision médicale sur les effets secondaires en y intégrant la vision du malade.

*Deuxième piste de réflexion :*

Est-ce que les effets secondaires apparaissent dans tous les cas ? Sont-ils un signe « visible » de l'efficacité du traitement ? Si oui ce signe « visible » est-il souhaitable ?

Il convient là de reconsidérer les effets secondaires à l'aune de leur signification. Dans cette approche, l'effet secondaire devient désirable au sens où il est le signe de l'efficacité du traitement.

*Troisième piste de réflexion :*

Tout processus de guérison produit des effets qu'on pourrait appeler : effets de guérison.

Par exemple : la fièvre fait partie du processus de guérison d'une infection.

Les démangeaisons sont le signe de cicatrisation d'une blessure.

Les douleurs post-opératoires sont des effets d'une guérison, d'une reconstitution de l'organisme.

Ne pourrait-on pas interroger notre vision des effets secondaires à la lumière de l'invariance du processus de guérison ?

Il s'agit alors de nommer les effets secondaires ou indésirables comme les effets de la guérison.

Ce qu'il convient d'atténuer voire de supprimer c'est la douleur liée à l'effet de guérison.

Y-aurait-il une sorte de loi qui formule le processus de guérison comme la mobilisation à la fois d'un organisme et de traitements qui s'expriment systématiquement par la douleur, douleur désirable – parce que signe de guérison – mais « atténuable » dans ses effets douloureux (douleur psychologique ou physique) parce que la douleur n'est pas souhaitable.

*Invitation à poursuivre :*

Les effets secondaires ou indésirables sont-ils une appellation purement médicale ? Il s'agit de redonner de l'écoute à la parole du malade.

Les effets secondaires ou indésirables sont-ils un signe d'efficacité du traitement ?

Considérer le soin dans son ensemble sans exclure ce qui a du sens.

Les effets secondaires ou indésirables font-ils partie du processus de guérison ?

Il s'agit peut-être de reformuler le discours médical à l'aune de l'avantage et non de l'inconvénient.

Y-a-t'il des effets qui seraient souhaitables et dont l'absence serait indésirable ?

Peut-être faudrait-il partir du postulat introductif : le juge ultime est le malade.

## La conformité : ajouter un problème au problème ?

*« (La lâcheté est) chercher l'approbation, non la vérité ; la conformité, non la communion. »* Jean Guitton (1901 – 1999)

Les conformités sociales sont apparues selon Norbert Elias (sociologue 1897 – 1990) dès lors que les pouvoirs vont contraindre les individus à rechercher un rapport entre eux qui ne soit plus basé sur la violence. Il s'agit de rationnaliser son comportement, de réguler ses émotions, créant ainsi des étiquettes comportementales. Les comportements passent de la passion à la raison : le quotidien devient prévisible.

Les règles de la conformité se sont construites à partir des traditions religieuses, morales et sociales dans le but d'éviter l'atomisation des sociétés. Ces règles sont intériorisées par chaque individu et font l'objet d'un consensus implicite ; la société excluant d'elle-même et rejetant à la marge tout comportement déviant. La conscience de sa soumission à ses règles amènent des transgressions où ce qui était la norme dans les relations hommes/femmes par exemple : fidélité, mariage… tend à se lézarder : mère célibataire, divorce…

La conformité sociale définit ce qui se fait et ce qui ne se fait pas, ce qui se montre et ce qui ne se montre pas, ce qui peut se dire et ce qui ne se dit pas : les comportements acceptables et les comportements inacceptables.

La conformité sociale a élaboré un langage à partir de codes : vestimentaires, comportementaux, verbaux, relationnels… Elle norme l'ensemble de la vie (publique, privée, intime) et interdit toute déviance qui tenterait de l'interroger volontairement (cas du marginal) ou involontairement (cas du chômeur, du malade, du handicapé, du SDF…). Elle tentera alors de réintégrer les individus « déviants » dans la communauté des vivants (travail, famille, santé).

La maladie transgresse la norme sociale en ce sens où le malade passe d'une position verticale à une position horizontale, de l'action à l'inaction, du productif à l'improductif (voire au coût), de la relation à l'isolement.

La conformité sociale dénie au corps la possibilité d'être malade et tente d'imposer sa norme fantasmatique : être malade sans le montrer, être malade sans que ça se voit ; surtout ne pas sortir du champ social défini par elle : « Ne te laisse pas aller ! » « Tu t'écoutes trop ! » « Qu'est-ce que tu es

douillet !» « Maquille-toi !» « Il faut se battre !»
« Arrête de te plaindre !» « Mets-y un petit peu du
tien !» « Tu pourrais faire un effort !» « Remue-toi ! »
« Habille-toi ! »…

Dans sa recherche constante d'intégrer dans ses codes
ceux qui y échappent elle exerce une pression (qui ne
dit pas son nom) sur le malade. Dans le cas d'un
cancer par exemple, les effets du traitement ne
devront pas être visibles (perte des cheveux,
vomissement, affaiblissement, fatigue…). Il s'agit de
faire bonne figure, d'être malade sans en être affecté,
d'être un héros : « même pas mal ». Un autre type de
pression peut venir des soignants : s'acharner sur une
mère au prétexte que ses enfants ont besoin d'elle par
exemple prolongeant ainsi le traumatisme subi par ces
mêmes enfants qu'on voulait protéger.

A la mobilisation des forces du malade pour soigner sa
maladie s'ajoute la mobilisation de son énergie pour

montrer « figure humaine », pour satisfaire la conformité, pour calibrer son comportement, pour réguler ses émotions, pour obtenir le silence social.

La conformité divise le monde en deux catégories : ce qui est vivant (la jeunesse durable, la beauté entretenue et hygiéniste, l'activité débordante et visible, le combat, le volontarisme…) et ce qui l'est moins (la vieillesse, la ride, la mort, l'acceptation, le destin, la souffrance, l'émotion) qui contrarie la règle.

La conformité « s'acharne » sur le malade car elle voit en lui le danger d'être défiée, lézardée, bousculée, brisée par cette humanité différente qui perturbe le regard habituellement admis, les croyances, l'illusion bien-pensante.

En définitive, la conformité sociale n'accepte pas la maladie alors que (les soignants le savent et le disent) l'acceptation de la maladie par le patient et son entourage contribue à l'efficacité du soin. Si la conformité ajoute de la difficulté à celle du malade en refusant la maladie, elle devient un facteur aggravant. L'acte de soin se trouve alors perturbé voire diminué en efficacité sans parler des tensions et souffrances supplémentaires occasionnées.

La conformité a des porte-paroles : la famille, les « bons amis », l'entourage, l'image du corps « loréalisé »... au point qu'elle en devient terrorisante. Ne s'agit-il pas pour ces porte-paroles de se prémunir de l'image non-conforme de la maladie, de l'empêcher de briser le silence social ?

A la terreur du cancer s'ajoute la terreur de perdre ses cheveux. Les terreurs s'additionnent et inhibent l'intelligence ; elles restreignent les choix, luxe indispensable quand il s'agit de la vie et la mort. La terreur de la conformité sociale est sournoise (faite de bons conseils, de compassion), elle se glisse dans la perfusion sous forme de « moraline », d'image glacée, d'idéologie lisse, d'héroïsme mortifère.

Il semble que l'adage trompeur « aide-toi, le ciel t'aidera » soit toujours dans l'arrière-cuisine de la pensée. Remplaçons cette incantation par « Aide-moi et laisse-moi ma liberté » ; redonner ainsi au malade la liberté de l'être, rejetant la conformité hors de soi pour guérir ou mourir avec soi.

## De l'humilité dans la relation

*« L'humilité est le contrepoison de l'orgueil. »* Voltaire (1694 – 1778)

« L'humilité rend invulnérable » Marie von Ebner-Eschenbach (1830 – 1916)

**Humble** : Du latin *humilia* « près de la terre » dérivé de *humus* « terre », le sens devient dans le latin chrétien : « conscient de sa faiblesse ».

L'évolution de l'homme est un incessant combat entre la connaissance, mère de toutes les civilisations et l'ignorance, mère de toutes les barbaries.

C'est en sachant que nous ignorons, que nous pouvons apprendre.

Savoir que nous ignorons est une posture d'apprentissage et cette posture s'appelle l'humilité : « conscient de sa faiblesse ».

Il est dans notre nature de vivre avec notre faiblesse ; nous pouvons alors proposer trois réponses :

- soit utiliser cette faiblesse pour apprendre et civiliser nos esprits et nos sociétés,

- soit lutter contre cette faiblesse et ensauvager nos esprits et nos sociétés. La barbarie se nourrit d'arrogance, frappée du syndrome de toute-puissance, confondant croyance et connaissance ; elle devient inquisitrice, fige l'univers dans une description mortifère et conduit le monde par le sang.

- soit se soumettre à sa faiblesse.

L'humilité est une posture d'apprentissage qui défait le « croire savoir » et qui invite à la curiosité de Candide, à l'émerveillement de notre esprit, à l'enchantement du monde.

L'humilité est une source de questionnement qui seule peut interroger le monde pour qu'il réponde.

La conscience de notre faiblesse nous invite à vivre avec notre fragilité en détruisant nos forteresses arrogantes, nos titanesques certitudes, pour rencontrer la nature civilisatrice du monde.

Où et quand s'opère cette rencontre ?

Dans l'enseignement de nos maîtres, ceux qui ont vécu avant nous, dans la rencontre de ceux que la vie met sur notre chemin, de ceux qui vivent autrement que nous, dans un moment fugace et parfois fulgurant pour peu que nous soyons attentifs, écoutants, accueillants... humbles ; la rencontre avec les patients est une occasion de sortir de soi, de se décaler de nos savoirs, de s'aventurer sur le terrain d'un autre savoir, d'apprendre de l'autre.

Nous ne pouvons nous affranchir de notre condition d'Homme : nous sommes de la terre – *humus* – et resterons à la terre.

Nos savoirs sont horizontaux comme la terre. Nos arrogances nous précipitent dans un monde vertical, inhumain, réservé aux dieux et, comme Icare, nos chutes sont vertigineuses et inutiles.

La relation est horizontale, elle est de l'ordre de la circonstance, elle est une occasion d'apprendre de l'autre, de ce patient qui nous amène à l'existence, au savoir-vivre ; une découverte alchimique de la rencontre au prétexte de la chimie.

### L'éthique : un arrangement circonstanciel

*« Ah, Dieu, comme l'esprit peut hésiter dès qu'il se préoccupe de considérations morales ou éthiques! »* Woody Allen (1935)

Les soignants sont confrontés dans leur pratique quotidienne à des questions interrogeant la morale et l'éthique sans pouvoir toujours trouver des réponses ni dans la loi, ni dans les débats menés sur ces sujets. Les soignants au sens large sont souvent désemparés parce que ni les institutions de tutelle ni la nation n'ont entamé une réflexion large sur ces problèmes.

Nous proposons ici de revisiter ces questions et de formuler quelques propositions.

*La morale et l'éthique*

Il semble, pour entamer la réflexion, qu'il faille clarifier si c'est possible ces deux terminologies souvent confondues à tort ou à raison et qui guident nos réflexions et nos pratiques. Pour différencier ce qui est d'ordre moral et ce qui est d'ordre éthique posons des postulats.

*Approche d'une définition de la morale :*

La morale définit ce qui est bien ou mal de façon absolue.

Dieu  ou une vérité révélée ou une tradition en sont la référence.

Le sujet de la morale est la vérité.

La vocation de la morale est universelle.

La morale décline des règles, les 10 commandements par exemple.

L'Homme dispose d'un total libre-arbitre pour choisir entre le bien et le mal ce qui signifie qu'Il est en totalité responsable des choix qu'il fait.

La morale est transparente, connue de tous et entend régler les aspects les plus intimes de la vie (les relations amoureuses, le ventre des femmes, la mort, la naissance…). La morale est impérative, elle a historiquement eu l'objectif de réduire la violence pour permettre un vivre ensemble acceptable.

*Approche d'une définition de l'éthique :*

L'éthique définit ce qui est bon ou mauvais de façon relative.

L'Homme en est la référence.

Le sujet de l'éthique est le réel.

L'éthique se traduit par des textes législatifs et des pratiques professionnelles (déontologie par exemple)

La vocation de l'éthique est « circonstancielle » c'est-à-dire que les règles se déterminent dans une situation donnée, entre des personnes données, pour un cas donné, dans un temps donné à partir de règles générales.

L'éthique guide l'action d'un humain envers un autre humain.

Puisque l'éthique est circonstancielle, elle n'est pas nécessairement transparente ; elle laisse la possibilité du choix du plus juste pour une situation donnée. Ce qui veut dire que le champ de l'éthique, s'il est inspiré par les lois et les règles n'est pas pénétré par elles. En d'autres termes, la pratique de l'éthique s'effectue dans un champ privé en dehors de la sphère publique et ne peut être jugée par elle. L'éthique est optative.

A cet instant de la réflexion, se pose le problème de la transparence et de la confidentialité.

L'utilisation par les pouvoirs (consciente ou non) de la transparence et de la confidentialité modifie en réalité les comportements des individus. La transparence a pour objectif de rassurer, de mettre en sécurité. La confidentialité entretient le mystère, l'incompréhensible, la connaissance ultime et inatteignable. Toutes les idéologies jouent avec cette dualité et construisent les organisations dans l'équilibre lumière/ténèbres. Les idéologies apprécient assez peu les porteurs de lumière (*lux feris*, Lucifer, le porteur de lumière).

Et pourtant, une des quêtes de l'homme a été de tout temps de percer les secrets de la vie. De transpercer la confidentialité des idéologies pour aller chercher au cœur de la vie les secrets et le sens de celle-ci. Porter la lumière sur la nuit.

Percer les secrets de notre histoire, trouver le réel ultime, répondre par l'observation et l'expérience aux questions sur la confidentialité de nos vies : d'où venons-nous ? Où allons-nous ? Pourquoi ?

Pour autant, tout devrait-il être transparent, éclairé, visible de tous ?

« Sans confidentialité, comment pourrais-je exprimer mon désarroi à mon confident ? Décrire ma douleur à mon médecin ? Raconter les secrets de ma vie à mon avocat ? Confesser mes péchés à mon prêtre ? »

Oui, il y a bien une confidentialité qui n'entre pas dans la sphère du pouvoir, mais dans celle de la relation d'homme à homme, d'être à être. C'est un espace et un temps de secret absolu où l'histoire personnelle peut prendre un sens, où ce qui est enfoui dans la confusion peut naître et sortir à la lumière. C'est dans cette relation confidentielle que peut apparaître une transparence pour soi.

Ainsi, la vie mêle ombre et lumière comme un jeu d'énigme et de résolution, l'horreur commence dès lors que ce jeu est instrumentalisé par les pouvoirs avec cette tentation forte d'éclairer la confidentialité de l'individu : les tests pseudo psy, la tentative d'éradication de nos grains de folie, la recherche permanente de la transparence individuelle pour maintenir la confidentialité des pouvoirs. L'harmonieuse joute de l'obscur et du lumineux sombre dans l'intolérable combat entre la part d'ombre de chacun et la part d'ombre des organisations.

Craignons le règne des ténèbres, mais craignons également le règne de la lumière qui ne ferait pas d'ombre.

Il y a donc dans toute démarche éthique une part de confidentialité qui exclut la société, les médias, les pouvoirs au profit de l'intimité des individus et c'est dans cette confidentialité tranquille que ces questions qui touchent à la vie et la mort doivent être traitées quitte à ce qu'elles reviennent à la lumière (faire l'objet d'une loi par exemple) ou à rester dans l'ombre abritées par l'éthique.

*La question éthique invariante :*

Y a-t-il une différence entre la vie et l'humanité de la vie et si oui quelle est-elle ?

Ici, nous sommes conduits à poser des questions qui peuvent éclairer les difficultés rencontrées par le début de la vie et la fin de la vie. Il semble toutefois que ces questionnements doivent être guidés par cette interrogation : quand sommes-nous en présence d'un être humain ?

Par exemple, le commencement de la vie est-il la rencontre du spermatozoïde et de l'ovocyte ? Pour autant s'agit-il d'un être humain ?

Est-ce que le fœtus dispose de plus d'humanité que l'embryon ? L'embryon est bien d'origine humaine ; est-ce un être humain ?

Dans le cas de la fin de la vie, est-ce qu'une personne qui n'a plus de relation possible avec son environnement est vivante ? Et si oui est-elle toujours un être humain ?

La médecine est capable de parfaitement définir la fin de la vie (la mort) : encéphalogramme nul et aréactif, persistant et irréversible. La médecine et la science sont incapables de définir la fin de l'être humain. Est-ce qu'une personne dans un état de coma dont les fonctions neuro-végétatives sont conservées est une personne humaine ou une personne vivante ? Si cet état de coma est réversible il y a bien un potentiel retour à l'humanité ce qui peut signifier que l'état de coma n'est plus l'humanité.

Si nous postulons qu'un être humain apparaît dès lors qu'il dispose d'un système nerveux qui fonctionne lui permettant d'être en relation avec son environnement, alors l'être humain disparaît quand cesse cette relation. Si ce postulat est retenu, qu'il s'agisse de la vie et de la mort, l'éthique, à partir de ce postulat, pourra inspirer les réflexions et les décisions pour chaque circonstance touchant au début et à la fin de la vie.

Nous ne pourrons nous passer de répondre à la question : quand apparaît et disparaît l'être humain, le caractère humain de la vie ? La réponse sera évidemment d'ordre général et l'éthique parce qu'elle s'attache à la circonstance répondra au cas par cas.

## Le soin : un acte culturel

*« ... l'homme est un être culturel par nature parce qu'il est un être naturel par culture. »* Edgard Morin (1921)

Une civilisation se construit dans sa capacité à défier la loi de la conservation de l'espèce, à lutter contre la loi de la survivance du plus apte, à prendre soin de ceux que la maladie rend plus faibles. Cette conscience civilisatrice ne peut se passer de l'histoire et de ses influences sans cesse présentes dans la façon dont nous pensons et dont nous agissons. Nous savons quand nous progressons vers un peu plus de civilisation ou quand nous régressons vers un peu plus de barbarie et nous savons consciemment pourquoi.

Soigner est un acte militant dont l'intention profonde est de changer l'histoire de la maladie et ainsi celle des Hommes. Soigner est le combat de quelques uns contre la loi de l'espèce, contre la sélection naturelle.

L'espèce poursuit une finalité : sa perpétuation quel qu'en soit le prix. Une des livres les plus absolus théorisant la « pensée » de l'espèce est « Mein Kampf ». Extraits :

*« Mais, en général, on ne doit pas oublier que le but suprême de l'existence des hommes n'est pas la conservation d'un État : c'est la conservation de leur race. »*

*« Le monde n'est point fait pour les peuples lâches. »*

« *Anéantir avec une décision brutale les rejetons non améliorables.* »

« *Il faut dire aux natures faibles qu'il s'agit en cette occurrence d'être ou de ne pas être.* »

« *La nature éternelle se venge impitoyablement quand on transgresse ses commandements.* »

« *Certes la nature elle-même prend soin, aux époques de disette ou de mauvaises conditions climatiques, ou dans les régions à sol pauvre, de limiter l'accroissement de la population pour certains pays ou certaines races. D'ailleurs avec une méthode aussi sage que décisive, elle ne fait pas obstacle à la faculté procréatrice proprement dite, mais à la subsistance de l'individu procréé, soumettant celui-ci à des épreuves et des privations si dures que tout ce qui est moins fort, moins sain, est forcé de rentrer dans le néant. Ceux à qui elle permet toutefois de surmonter les rigueurs de l'existence sont à toute épreuve, rudes et*

*bien aptes à engendrer à leur tour, afin que la même
sélection fondamentale puisse recommencer. La
nature en procédant ainsi brutalement à l'égard de
l'individu, et en le rappelant à elle instantanément s'il
n'est pas de taille à affronter la tourmente de la vie,
maintient fortes la race et l'espèce et atteint aux plus
hautes réalisations.*

*Ainsi la diminution du nombre rend plus fort
l'individu, donc, en fin de compte, l'espèce. »*

Le discours de l'espèce utilise la nature comme état
idéal qui édicte sa loi : la survivance du plus apte.

La nature est brutale, elle tranche au nom de la fin
suprême : la survivance de l'espèce. Les faibles ne
peuvent survivre au risque de « dégénérer » l'espèce ;
il s'agit en effet de constamment améliorer la race.

La nature est bien faite, elle régule, sélectionne et ne peut admettre l'intervention de l'Homme qui serait cause de déséquilibre et de dysfonctionnement de cette divine harmonie. De même qu'il doit se soumettre à la loi de la nature, l'Homme ne peut intervenir sur les lois qui s'en inspirent et particulièrement les lois économiques qui deviennent alors transcendantes.

D'où ces idéologies appelées : loi du marché, loi du libre-échange, indépassables qui règlent la vie des hommes.

L'arrogance de ces idéologies investissent l'ensemble des activités humaines au nom de la liberté (il faut comprendre : liberté naturelle).

Il reste quelques lieux rares, qui ne sont pas encore soumis à la loi naturelle : l'école, l'hôpital, certaines maisons de retraite, le cabinet médical, la pharmacie…

Ces lieux sont civilisateurs en ce sens où sont pris en compte les personnes qui ne peuvent se soumettre à la loi naturelle au risque de leur disparition ; ils ne sont plus productifs ou pas encore.

Délivrer un soin est acte hautement culturel, il dit que le malade intègre la communauté humaine, il déclare de façon militante que la loi naturelle s'arrête aux portes de l'hôpital, du cabinet médical, de l'officine… du lieu de soins. Il accueille la tragédie parce qu'elle est la condition humaine.

Tant de technologies, tant de compétences au service d'un(e) seul(e) parce qu'il est humain est un témoignage de ce combat entre Sparte et Athènes entre « Mein Kampf » d'Adolf Hitler et « Le métier d'homme » Alexandre Jollien.

La mondialisation, théâtre de la guerre économique mondiale, ne peut laisser échapper ces territoires culturels à sa loi naturelle qui « s'impose » à tous parce que transcendante, inévitable, indiscutable, fatale… : les plus forts survivront à l'hôpital comme ailleurs.

La République a décidé d'être une œuvre civilisatrice, elle a élaboré des lieux publics par la volonté du peuple où le faible, la veuve et l'orphelin ne seraient plus confiés à la charité mais à la collectivité. Elle a décidé qu'un malade est vivant et à ce titre fait partie à part entière de la communauté humaine. Elle a envoyé un message à l'ensemble des dictatures et des totalitarismes.

Voilà que ces totalitarismes ressurgissent mollement, insidieusement, au nom de lois réputées naturelles, libres, lois qui n'ont pas été votées par les peuples. Elles divisent les hommes en deux catégories, ceux qui produisent et ceux qui coûtent donnant un peu plus d'humanité à ceux-ci qu'à ceux-là. Il y a ceux qui sont élus et ceux qui ne le sont pas… de vieux souvenirs.

L'hôpital, le cabinet médical, l'officine deviennent alors des lieux de résistance tentant de rendre toujours possible l'expérience existentielle, tentant de contribuer à l'œuvre civilisatrice initiée il y plus de 2500 ans,  tentant de témoigner de la condition humaine. Chaque acte de soin est un acte civilisateur, repoussant autant que possible la barbarie à l'inhumanité hurlante des batailles économiques.

Nous ne pouvons ignorer la tentative de conquête par la loi naturelle dite économique des lieux culturels tels que l'hôpital. Nous ne pouvons laisser la barbarie comptable être la seule expression du soin. L'économie n'est pas une fin mais un moyen, elle est au service de l'acte culturel et ne peut être ignorée par lui. En aucun cas elle ne peut imposer ses lois au risque de l'abandon de notre humanité dans les colonnes du passif.

Taxer le malade parce qu'il est malade et qu'il coûte est une application de la loi naturelle. Ne pas taxer la rente autant que le travail pour financer le système de soins est une application de la loi naturelle, les plus forts s'exonèrent. Les rentiers seraient-ils plus humains que les malades ?

Une nécessaire prise de conscience des personnels soignants quant au rôle fondamental qu'il joue dans la construction d'une civilisation à travers l'acte culturel qu'est le soin est probablement la base de toute évolution du système de soins. La base de cette réflexion n'est pas le financement – il est consécutif – mais bien la mission.

L'officine, le cabinet médical, ces lieux sont hautement contributifs au rejet de la barbarie marchande et au développement de la civilisation soignante.

### Mon deuxième Cancer

Témoignage du Père de l'un des auteurs

*« Nous faisons de la parole précise le témoignage le plus sûr de la pensée juste. »* Isocrate (436 – 338)

Mon double vécu de cancers, l'un à l'âge moyen et l'autre à l'âge avancé de la vie ; l'observation attentive de mes compagnons d'infortune à l'hôpital, mes conversations avec eux font que j'ai voulu témoigner.

## L'annonce du mal

Le médecin ne dispose que du mot « cancer » pour informer la patient qui en est atteint ; or ce mot provoque instantanément chez celui auquel il s'adresse désarroi et effroi parce que dans son esprit – comme dans l'opinion publique – ce mot est chargé depuis longtemps d'une menace certaine et inexorable pour la vie qu'il veut détruire de celui qui en est frappé à l'issue d'une longue et incurable maladie ; expression toute faite que le patient – comme chacun – a entendu lors d'allocutions funèbres ou d'éloges médiatiques à l'adresse d'une personnalité disparue ou a lu dans la rubrique « nécrologie » ou dans la page « obsèques » des journaux.

Que l'annonce faite au malade soit nuancée, atténuée, adoucie ou plutôt ferme et brève ; certains malades et surtout leur entourage la perçoivent au premier temps comme une sorte de condamnation à mort à terme inconnu.

Les cancéreux se souviennent toute leur vie de la manière dont le médecin leur a appris la nature de leur mal. En 1986, le Professeur, après une brève palpation, m'a dit simplement : « Vous avez un cancer cher Monsieur, un séminome ; vous pouvez vous habiller… ». Je suis rentré seul chez moi en me demandant comment, à mon tour, j'allais annoncer la nouvelle à la famille.

En 2010, le médecin vient dans ma chambre après une coloscopie optique : « Laissez-nous seuls » dit-il à un ami qui m'avait accompagné puis s'adressant à moi :

- J'ai trouvé une anomalie

- Laquelle ?

- Un rétrécissement du côlon.

- Ah ! Quelle est la cause de ce rétrécissement ?

- Tenez, lisez ces quelques lignes pour le chirurgien…

- Je lis sténose néoplasique à la limite du côlon et du sigmoïde.

- Appelons les choses par leur nom : c'est un cancer du côlon.

- Oui, mais vous êtes en état de sub-occlusion.

Cette indication m'a beaucoup inquiété.

Inévitablement, dès qu'on dit cancer à un malade surgit dans son esprit l'idée de la gravité consubstantielle de ce mal implacable auquel il associe la crainte de traitements contraignants réputés agressifs.

Quoiqu'il en soit, la vérité doit être dite. Dans les deux cas me concernant, dès le moment de la première consultation, il me tardait d'entendre la sentence. Connaître la cause de la maladie élimine l'incertitude de la nature de cette cause mais aussitôt surgissent des incertitudes plus lourdes en rapport avec le pronostic.


## Cancer ou maladie Cancéreuse

Dès l'instant où le Professeur m'a appris que j'étais atteint d'un séminome s'est installée dans mon esprit l'idée qu'un mal implacable s'agrippait à moi pour finir par me détruire. Cette obsédante et pénible idée ne m'a pas quitté pendant toute la durée des investigations nécessaires au bilan d'extensions et aux traitements. L'anxiété irrépressible s'exacerbait à l'ouverture de l'enveloppe donnant tous les semestres pendant cinq ans le taux de plusieurs marqueurs. Je ne croyais pas ceux qui m'affirmaient que j'allais vers la guérison, y compris le Professeur. Pourquoi, si je suis guéri, ces analyses semestrielles ? Pour moi, la bête était sournoise ; avec elle on ne sait jamais ; seul le temps dira si elle m'a quitté totalement ou définitivement. En attendant, toute douleur nouvelle, le moindre signe réveillait l'angoisse souterraine. Avec le temps, l'idée d'être habité par un mal destructeur s'est retirée de mon esprit pour n'y laisser qu'un mauvais souvenir.

Lorsqu'en mai 2010 j'ai appris, après la coloscopie, que la cause de mes troubles était une sténose néoplasique du côlon, je n'ai pas dit un seul mot de la soirée. La nuit, j'ai réfléchi calmement et objectivement, me semble-t-il, à ma situation.

J'ai un cancer, soit ! C'est mon sort. Le cancer n'est plus un mal mystérieux, singulier et fatal. C'est une entité morbide bien définie, la médecine possède des moyens puissants de diagnostic, la science médicale connaît le processus pathogénique du mal, la chirurgie a fait d'immenses progrès, les médecins spécialistes disposent de moyens thérapeutiques dont l'efficacité augmente en même temps que diminuent les effets indésirables. Le cancer a tous les traits de la plupart des maladies ; il faut le voir comme tel.

Dès lors, on peut en guérir ou, à défaut de pouvoir l'éradiquer, on peut vivre de nombreuses années, son évolution étant stabilisée. On peut aussi en mourir comme de beaucoup de maladies.

Dans cette façon de voir, je mets le mal en perspective et suis en rapport avec la réalité. Je comprends mieux ma pathologie et les traitements qu'on me prescrit ; et, par-dessus tout, je suis confiant et serein. A mes interlocuteurs souvent étonnés, je dis : « Je n'ai pas le cancer, je soigne une maladie cancéreuse ».

Mon voisin d'une nuit dans une chambre double m'interroge :

-    Pourquoi êtes-vous là ?

- J'ai été opéré d'un cancer du côlon.

- Ah, malheur !

- Et vous ?

- Toujours la même chose, j'ai eu deux pontages, une carotide bouchée puis une fémorale et aujourd'hui la deuxième…

Je n'ai pas dit à ce brave homme que je n'échangerai pas son mal pour le mien. Je ne lui ai pas dit non plus que la chirurgie avait extirpé mon mal local alors qu'on ne pouvait extirper le sien. La prolifération envahissante, comprimante, obturante était morte et moi, je suis vivant. Quel soulagement pour le corps et l'esprit !

Le corps et l'esprit : inégalité des soins

La vie du malade est radicalement modifiée en quittant sont domicile pour l'hôpital. Il entre dans le monde médical avec sa discipline, des rituels, ses pratiques. Il se trouve en état de soumission totale à l'autorité médicale régnant dans le service ; pas de solution alternative… en contrepartie : une équipe va lutter pour lui contre le mal.

La meilleure attitude pour le malade est d'être patient, compréhensif et attentif. Le personnel médical le lui rendra ; telle est ma philosophie d' « hospitalisé » !

Toutefois, celui-ci reste un être pensant, réfléchissant, désorienté, souvent ou toujours anxieux. Il écoute attentivement ce que disent les infirmières, scrute leurs gestes ; l'anxiété diurne est tempérée par l'activité qui règne autour de lui. Je craignais la nuit, le noir, le silence… L'imagination prend le pouvoir et, des profondeurs de l'être, remontent d'irrépressibles poussées d'angoisse… vivement que l'équipe du matin ouvre la porte : « Bonjour, comment ça va ce matin ? »

Je constatais cette inégalité de soins ; le corps fait l'objet de soins compétents et l'esprit est laissé aux seuls moyens du malade. Je me disais : « il faut que je sois le médecin de mon esprit, me prescrire de fortes doses de raison et recourir aux préceptes de mes philosophes préférés, les stoïciens ; alors, me venait à l'esprit cette phrase de Sénèque : « bien voir ce qu'il y a au fond des choses et tu reconnaîtras qu'il n'y a rien de si terrible que le peur qu'on en a ».

## Le rapport de confiance malade/médecin

La veille de mon opération, j'ai dit à mon chirurgien :

- Docteur, il y a ici un homme malade : moi, dont le sort dépend pour beaucoup d'un autre homme : vous. J'éprouve naturellement avec vous un sentiment de sécurité ; je suis totalement confiant.

- Il faut compter aussi, vous et moi, avec le « Barbu » qui nous entend du ciel !

La confiance médecin/malade n'émanent pas de toutes les chartes, codes conventions qui s'efforcent de définir les droits et devoirs de chaque partie, encore moins du droit. Une jurisprudence constante fait que l'obligation du médecin est, sauf cas particulier, de moyen et qu'il doit au malade des soins attentifs, consciencieux et conformes aux données acquises de la science.

La confiance résulte d'un pacte tacite entre celui – le médecin – qui sait faire et peut faire pour le bien de l'autre et celui – le malade - qui ne peut rien faire pour lui-même. En vertu du pacte, ce dernier se fie totalement à l'autre, l'homme de l'art, lequel répond à ce sentiment en s'engageant en conscience à dispenser au malade les meilleurs soins dont il est capable.

Le contrat est moins inégal qu'il y parait. Certes, le médecin apporte énormément mais, confier ses chances de guérison c'est-à-dire sa santé, voire sa vie à un homme est un sentiment humain de haute valeur à qui seul un homme de grande valeur peut réponde.

Le contrat apparaît inégal : « je fais tout pour vous guérir » contre « je vous fais confiance pour cela ». C'est ce qui fait l'honneur de la médecine et sa singularité et qui constitue sont autorité morale ; l'acte médical n'est pas un acte commercial ni un acte juridique.

Rien ne se passera bien pour le malade s'il doute un médecin qui le soigne. Il restera dans une inquiétude constante que rien ne pourra dissiper sans le retour à la confiance envers le médecin.

Il est navrant de constater un nombre plus ou moins élevé de malades qui doute de la médecine – comme de toute chose par ailleurs – pour des raisons diverses qui tiennent à la société actuelle.

Quiconque contribue, même involontairement, à discréditer la compétence du médecin aux yeux du malade et qui dénigre la qualité des soins dispensés est blâmable. Quiconque contribue à ce que la malade ait confiance contribue au succès du soin.


*L'effet de l'exemple*

Ceux qui rendent visite au malade hospitalisé atteint d'un cancer tentent naturellement de la rassurer, de la convaincre de ses chances de guérir. Mais le discours persuasif est creux, inopérant et souvent malhabile.

Dans ces circonstances plus qu'ailleurs, l'effet d'exemple est bref et efficace ; l'effet du discours est long et souvent sans portée. Rien ne vaut pour le moral du malade de citer l'exemple de telle ou telle personne qui a eu le même cancer et qui est aujourd'hui guéri.

Les exemples concrets sont d'autant mieux écoutés par la malade que l'assimilation entre son cas et celui de quelqu'un d'autre est puissante ; la guérison de l'autre est grandement contributive à celle de l'un.

Un exemple me concernait : lors d'un entretien téléphonique avec une amie, celle-ci me dit : « Tu connais bien Pierre, le Professeur de Toulouse et notre confrère Paul ; tous les deux ont été opérés comme toi pour un cancer du côlon il y a quelques années. Ils vont bien, Paul a eu des problèmes avec la plaie de la paroi abdominale. On peut trouver d'autres cas. Si ton mal est limité à la tumeur primitive, tu peux espérer être centenaire ».

Le procédé rhétorique de l'exemple est fortement convaincant quelque soit le niveau intellectuel du malade : « si ceux-là ont guéri, j'ai les mêmes chances ». Plusieurs exemples valent mieux qu'un ; il ne semble pas en effet qu'il y ait de difficultés particulières pour trouver un exemple de guérison du cancer du côlon.

## L'ambiance affective autour du malade

A l'hôpital, on voit des malades qui ne reçoivent que de rares visites de gentillesse de voisins ou de collègues de travail. Dans la majorité des cas, le malade, à la campagne surtout, est mieux entouré : visites quotidiennes des enfants, petits enfants, parents proches et amis.

Chacun s'adresse au malade avec les mots de la tendresse, parfois de maladroite compassion. Il se crée ainsi autour du patient, notamment âgé, une ambiance excessive d'affection. Bonne chose en soi ; mais au-delà d'une certaine limite surviennent des effets pervers.

Un compagnon de pathologie m'a révélé un jour : « Faut-il que je sois bien malade pour qu'ils s'empressent tous à venir me voir aussi souvent ! »

Et le lendemain : « Je me demande si ma famille ne sait pas quelque chose sur la gravité de mon cas qu'on me cache ; ils sont tous très affectueux… ils attendent l'héritage ! »

Un malade âgé pleurait après le départ de sa famille sous l'effet de manifestations de tendresse sans doute sincères mais jusque là inconnues de lui. Alors le regret douloureux s'empare de lui d'avoir à quitter pour toujours ces êtres qui n'ont jamais aussi chers qu'aujourd'hui.

On entend aussi des propos particulièrement déplacés :

« Si tu n'avais pas tant fumé »

« Si tu avais consulté plus tôt comme nous ne l'avions dit »

« Tu seras plus calme maintenant »

« Pépé, tu ne vas pas mourir hein ? »

Certains visiteurs croient bien faire, en dépit des instructions affichées dans les chambres, d'apporter bonbons, gâteaux, pâtisserie : « Tiens, cache-ça, c'est pour les mauvais moments. »

L'âge et le cancer

A l'hôpital, le malade a tout le temps et de multiples occasions de réfléchir à son âge.

Dès l'accueil puis auprès des acteurs de soins qui se succèdent votre âge semble être une donnée importante qui vous suit sur tous les documents qu'ils soient médicaux ou administratifs.

Je suis né le 2 mai 1925, pour les médecins et l'équipe soignante j'avais donc 85 ans ; on m'a traité comme un vieillard, les premiers jours après l'opération surtout : aérosol fluidifiant ¼ d'heure 2 fois par jour, visite du kiné pour favoriser l'expectoration des mucosités bronchiques une fois par jour. Je proteste contre l'inutilité de ces traitements ; le kiné en convient et abandonne.

Un jour, en fin de matinée, une infirmière me dit : « Je vais faire votre toilette au lit ; demain, si tout va bien, on ira jusqu'au cabinet de toilette. » J'ai du justifier de mon autonomie : « On peut y aller aujourd'hui puisque je m'y suis déjà rendu sans difficulté ; restez à mes côtés et vous verrez que je fais ma toilette seule. »

Ce même jour, une autre infirmière m'apporte un médicament :

-   Prenez ça avec un demi-verre d'eau, c'est pour la douleur !

- Les quelques douleurs de la paroi abdominales sont tout à fait supportables ; je ne veux pas de médicament.

- S'ils vous sont prescrits, je dois vous les donner.

- Donnez-les moi mais je ne les prendrai pas, continuez comme ça et vous fabriquerez une population qui se précipitera aux urgences pour une piqûre de moustique.

Le soir même, une infirmière :

- Voilà un comprimé pour dormir.

- Je vais parfaitement bien, jamais je n'ai pris ce genre de produit ; je n'en veux pas.

Puis une autre :

- Voilà un comprimé pour dormir et un demi-verre d'eau pour le prendre.

- Je dors parfaitement bien, je n'en veux pas.

- Je dois voir le dossier.

- Je ne prendrai pas ce comprimé.

Le lendemain, je devais changer de chambre qui se trouvait au même étage, l'infirmière m'amène un fauteuil roulant pour parcourir les soixante mètres qui me séparait de la nouvelle chambre : « Hier, j'ai fait cinq fois l'aller-retour du couloir principal de l'étage soit cinq cent mètres. Mettez-vous dans le fauteuil et c'est moi qui vous pousserais ».

Dialogue du soir avec mon chirurgien :

- Docteur, la durée de ma vie mesurée avec le calendrier grégorien est bien de 85 ans, il s'agit de mon âge chronologique ou administratif ; ce n'est pas mon âge biologique. Si le cancer a pris en compte cet aspect pourquoi pas la médecine ?

- Rassurez-vous, nous n'appliquons pas systématiquement des procédés standardisés qui seraient déterminés par l'âge et nous adaptons nos soins à ce qu'est effectivement le patient dès que nous le connaissons. Nous avons parlé de vous à la réunion de ce matin et vous avez du vous apercevoir que les personnel soignant avait changé son attitude à votre égard.

- Oui on ne me dit plus : « Prenez ceci ou cela » mais : « Avez-vous besoin de quelque chose ? »

- Le malade est un malade unique, vous êtes unique cher Monsieur, votre maladie n'est jamais identique à une autre ; d'ailleurs si demain votre transit intestinal repris, je vous laisse partir dimanche au lieu de mercredi prochain.

J'ai eu tout le loisir de réfléchir à mon âge.

Dès sa naissance, l'être humain vieillit en traversant des périodes différentes : le bas-âge, le jeune-âge, le bel-âge (jeunesse), l'âge-mûr, l'âge-avancé, la vieillesse. Les Hommes sont égaux devant cette loi biologique fondamentale.

Cette loi condamnant chacun à vieillir recouvrent d'importantes disparités. L'altération naturelle et progressive des fonctions physiologiques varie d'un individu à l'autre ; lente chez celui-ci, rapide chez celui-là.

Dans les périodes avancées de la vie, le physiologique cède le terrain au pathologique ; s'exprime à un moment donné la résultante du rapport physiologique/pathologique, c'est-à-dire : l'état de santé ; mécanismes plus ou moins en rapport avec les gènes. Le sens commun ne s'y trompe pas : « on a l'âge de ses artères. »

La médecine doit prendre garde de ne pas, pour des raisons de rentabilité, de commodité, de sécurité, standardiser à l'extrême toutes les procédures. La généralisation, l'uniformisation, la standardisation, profitables dans beaucoup d'activités humaines sont un danger dans le champ de l'exercice à nul autre pareil de la médecine. Son objet est l'Homme souffrant et mortel, l'Homme dans son ensemble et non pas un estomac, un rein…

L'Homme malade, ce que nous serons tous un jour, doit-faire l'objet de tous les égards ; ce pourrait être inscrit dans la constitution.

## La blouse blanche, la pensée blanche

Témoignage de l'un des auteurs

*« Ecrire, c'est déjà mettre du noir sur du blanc. »* Stéphane Mallarmé (1842 – 1898)

Mon co-auteur ne pouvait achever ces quelques réflexions sans me laisser narrer mon expérience de patient et en faire une revendication radicale d'un monde en couleur.

Ils me regardent ces yeux entourés de blanc ; blouses blanches, draps blancs, plafond blanc et sur une table blanche, un bouquet de lys blanc. Ils me regardent moi qui, avant d'entrer chez eux, possédais toutes les couleurs de la vie. Le rose de l'insouciance, le bleu de mes jeux de garçon, le gris de mes pensées mélancoliques, le noir de ma confusion, le jaune de mon enthousiasme, le vert de mes espoirs, le rouge de ma colère ; je les possédais toutes.

Peut-être par osmose, mon teint est devenu couleur d'hôpital.

A mon poignet, un bracelet blanc, marquage définitif de l'asepsie et sur ma table de chevet, une coupelle blanche garnie de deux comprimés blancs. Un tableau blanc sur fond blanc dirait Yasmina Réza.

Ces yeux me parlent : « Comment il se sent aujourd'hui ? ». Ces yeux ne me voient pas, n'attendent pas la couleur de ma parole. « Bon, on va y aller hein ? ».

Oui, on va y aller, engourdi par les pilules blanches, mon esprit blanchit. Le roulis du lit qu'on pousse dans les couloirs d'une blancheur tueuse de germes m'indique, s'il fallait un signe, que je ne m'appartiens plus. Je suis dans le monde du blanc !

J'ai une trouille bleue, si j'avais le droit de me colorer, je serai bien vert de peur. Seulement voilà, les pilules, la piqûre et plus rien ; pas eu le temps de jouer aux peintres.

Dents blanches derrière un sourire bienveillant : « Réveillez-vous, je vous ramène dans votre chambre. » De retour avec une douleur au ventre en plus et un tube qui en sort, rouge la couleur du tube : mon sang, je suis vivant.

Allez, encore quelques jours de blanc et je vais reprendre des couleurs.

Le nez dehors, cette bonne grisaille urbaine, ces paroles vertes et pas mûres du comptoir, ce petit noir, ce petit blanc, ce petit rouge… Et là : sur une affiche publicitaire : « … avec modération » : Un mot blanc !

Cette blancheur est sortie de l'hôpital pour dégouliner sur la vie. Elle est là partout : « Fumer provoque des…. », « Pour votre sécurité… », « … crème anti-âge… », « … malentendants… », ces mots blancs, je ne les avais par remarqué avant. Ou plus terrible, je m'y étais accoutumé. Ils sont là partout, pas un regard sans s'y heurter. A peine entré dans les couloirs du métro j'entends inlassablement une voix blanche répéter : « Pour votre sécurité… », « Attentifs ensemble… ». Les images du film « 1984 » me reviennent en mémoire.

C'est bien cela, avant d'entrer dans le monde blanc de l'hôpital, je m'étais accoutumé un peu comme ce qu'on raconte sur cette expérience (réelle ou supposée) : une grenouille plongée dans une eau très chaude tente immédiatement d'en sortir ; par contre, si on la plonge dans une eau froide et qu'on la porte doucement à ébullition, la grenouille tente de s'accoutumer à l'inacceptable et en meurt.

Je suis donc une grenouille qui vient de douloureusement s'apercevoir qu'elle s'était accoutumée. J'aurais pu en mourir, je veux dire ma pensée aurait pu blanchir.

La nouvelle langue est blanche. Je me suis imaginé, en réécoutant Pierre Desproges, s'il était encore vivant et s'il faisait ses sketchs aujourd'hui, le nombre de procès qu'il aurait sur le dos. Tu as bien fait de partir camarade. Pierre Desproges et bien d'autres ne parlaient pas la langue blanche parce qu'ils ne pensaient pas blanc.

La pensée blanche règne en tyran.

Cette pensée a des instruments, des mots blancs répétés inlassablement par des médias blancs, les hôpitaux de la pensée : nous sommes abreuvés jusqu'à l'écœurement de ces mots, de ces concepts, des ces idéologies, de cette blancheur éclatante : une vraie lessive de l'esprit.

Nommons-les : la croissance, les marchés financiers, le libéralisme, le G20, la démocratie, l'ordre républicain, la discrimination positive, les experts, la psy, l'Europe, les minorités visibles, la parité, le déficit budgétaire, le trou de la sécu, la Star Ac', la ligue 1, la création de valeur, le principe de précaution, la gouvernance, le client, le développement personnel, la journée bien remplie, la durée de vie… charabia de la pensée blanche qui vomit son vide afin finalement que nous puissions boire une boisson gazeuse, voter comme indiqué à la prochaine consultation et croire qu'il y a des armes de destruction massive cachés dans le désert.

Ces mots, ces concepts, ces phrases qui nous gavent, nous allons les sortir du lave-linge : « Enlevez le linge, je tiens la crasse » disait Coluche.

Je suis patient et veut tâcher vos blancheurs, laissez-moi vous parler en couleur.

Quand on pense en couleur on peut ressentir les symptômes suivants : être en désaccord, être en colère, être choqué, être, et puis envie d'en dire plus, envie de répondre, envie de fuir, envie de…

Être, envie : être en vie.

# Bibliographie

Lydie Violet et Marie Desplechin
*La Vie sauve*
Editions du Seuil

Elisabeth Gille
*Le crabe sur la banquette arrière*
Editions Mercure de France et Gallimard

Roger-Pol Droit
*L'éthique expliquée à tout le monde*
Editions du Seuil

Axel Kahn et Christian Godin
*L'homme, le bien, le mal*
Editions Stock

# Table